BEI GRIN MACHT SICH IHR WISSEN BEZAHLT

- Wir veröffentlichen Ihre Hausarbeit, Bachelor- und Masterarbeit

- Ihr eigenes eBook und Buch - weltweit in allen wichtigen Shops

- Verdienen Sie an jedem Verkauf

Jetzt bei www.GRIN.com hochladen und kostenlos publizieren

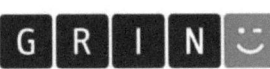

Belastungen, Beschwerden und Gesundheitsverhalten von Arbeitnehmern

GRIN

Bibliografische Information der Deutschen Nationalbibliothek:

Die Deutsche Nationalbibliothek verzeichnet diese Publikation in der Deutschen Nationalbibliografie; detaillierte bibliografische Daten sind im Internet über http://dnb.d-nb.de abrufbar.

ISBN: 9783346729347
Dieses Buch ist auch als E-Book erhältlich.

© GRIN Publishing GmbH
Nymphenburger Straße 86
80636 München

Alle Rechte vorbehalten

Druck und Bindung: Books on Demand GmbH, Norderstedt Germany
Gedruckt auf säurefreiem Papier aus verantwortungsvollen Quellen

Das vorliegende Werk wurde sorgfältig erarbeitet. Dennoch übernehmen Autoren und Verlag für die Richtigkeit von Angaben, Hinweisen, Links und Ratschlägen sowie eventuelle Druckfehler keine Haftung.

Das Buch bei GRIN: https://www.grin.com/document/1278148

Hausarbeit

Quantitative Datenanalyse

Alternative B - Belastungen, Beschwerden und Gesundheitsverhalten von Arbeitnehmern

2

Inhaltsverzeichnis

Abkürzungsverzeichnis

ArbSchG	Arbeitsschutzgesetz
BAuA	Bundesanstalt für Arbeitsschutz und Arbeitsmedizin
BGM	Betriebliches Gesundheitsmanagement
DAK-Krankenkasse	Krankenversicherung
GDA	Gemeinsamen Deutschen Arbeitsschutzstrategie
H0	Nullhypothese
H1	Alternativhypothese
NAK	Nationale Arbeitsschutzkonferenz
WHO	World Health Organisation

Abbildungsverzeichnis

Tabellenverzeichnis

Vermerk

In dieser Arbeit wird aus Gründen der besseren Lesbarkeit das generische Maskulinum verwendet. Weibliche und anderweitige Geschlechteridentitäten werden dabei ausdrücklich mitgemeint, soweit es für die Aussage erforderlich ist.

1 Einleitung

Schon Platon folgerte im 4 Jahrhundert v. Chr.: Wer „[…] einer Geistesübung ange-strengtes Nachdenken widmet, muss zugleich, indem er daneben auch Gymnastik treibt, der Bewegung des Körpers ihr Recht widerfahren lassen […]" (Platon, Timäos, 88). Auch in der heutigen Zeit hat die Gesundheit einen wichtigen Stellenwert in der Gesellschaft und Unternehmen. Die Gesundheit von Arbeitnehmern und der Beitrag von Unterneh-men diese zu fördern und zu erhalten, rückte in den letzten Jahren vermerkt in den Fo-kus. Unternehmen haben ein verstärktes Interesse daran die Arbeit für Arbeitnehmer so zu gestalten, dass die psychischen sowie physischen (Fehl-)Be-lastungen verkraftbar bleiben, um die Employability zu erhalten.

1.1 Problemstellung

Die aus Fehlbelastungen resultierenden psychischen und physischen Folgen beinhalten unter anderem Medikamenten- und Alkoholmissbrauch, höhere Krankenstände, Fehlzei-ten, Fluktuation und Kündigungen. Konsequenzen, die für Arbeitnehmer wie Arbeitgeber unterwünscht sind, die durch ein betriebliches Gesundheitsmanagement ausgeschlos-sen oder zumindest vermindert werden sollen. Dabei stellt sich die Frage, ob sich ein betriebliches Gesundheitsmanagement auf verschiedene Branchen sowohl für psychi-sche als auch physische Belastungen verallgemeinern lassen oder ob zwischen ver-schiedenen Branchengruppen signifikante Unterschiede zu bedenken sind. Darüber hin-aus stellt sich die Frage, ob berufsbedingte gesundheitliche Beschwerden in Korrelation mit dem Angebot von Gesundheitsförderungsmaßnahmen und deren Nutzung stehen. Dies beinhaltet auch die Fragestellung, inwiefern physische und psychische Belastun-gen damit zusammenhängen, in welchem Umfang Mitarbeiter berufsbezogenes Präven-tionsverhalten durchführen. Ohne eine ausreichende Beantwortung dieser Fragestellun-gen könnten der individuelle Arbeitsschutz und die gesundheitsfördernden Maßnahmen in Unternehmen nicht überprüft und eventuell die Maßnahmen nicht zielgerichtet ange-passt werden.

1.2 Zielsetzung der Arbeit

Ziel dieser Arbeit ist die Auswertung einer Studie, die im Rahmen der Dachevaluation der gemeinsamen Deutschen Arbeitsschutzstrategie 2015 durchgeführt wurde. In dieser

Arbeit werden spezifische Daten der Studie dahingehend ausgewertet, ob es Unterschiede in Abhängigkeiten und Zusammenhänge zwischen Belastung (sowohl physischen als auch psychischen) und Beschäftigungsvariablen der Branchengruppen (*„Landwirtschaft und Produktion"*, *„Dienstleistungen"*, sowie *„nicht eindeutig zuordbaren"*) gibt. Zum anderen soll analysiert werden, ob innerbetriebliche gesundheitsfördernde Aktivitäten angeboten und genutzt werden und ob diese Unterschiede auf berufsbedingte gesundheitliche Beschwerden nehmen. Dabei sollen, wenn es Unterschiede gibt, diese dargestellt und beschrieben werden. Darüber hinaus soll die Wirksamkeit von Gesundheitsförderungsmaßnahmen evaluiert werden, indem deren Einfluss auf die Häufigkeit berufsbedingter gesundheitlicher Beschwerden getestet wird. Mittels verschiedener deskriptiver und inferenzstatistischer Verfahren werden die Ergebnisse anschließend dargestellt und interpretiert.

1.3 Aufbau der Arbeit

Im ersten theoretischen Teil der Arbeit soll auf die physischen und psychischen Belastungen am Arbeitsplatz, sowie auf die innerbetrieblichen möglichen Maßnahmen zur Gesundheitsförderung eingegangen werden. Darauf aufbauen soll die Ableitung der Fragestellungen erfolgen. In Kapitel drei sollen die Rahmenbedingungen der genutzten Studie, sowie das Vorgehen bei der Datenanalyse dargestellt werden. Dies beinhaltet die detaillierten Darstellungen der Grundlagen für die notwendigen empirischen Analysen. Die Methodenauswahl erfolgt dabei auf Basis von relevanter Methodenliteratur. Diese quantitativen Analysen sollen systemgestützt unter Verwendung von SPSS (Statistiksoftware der Firma IBM) durchgeführt werden. Dabei werden die Stichproben anhand der Einteilung von Branchengruppen beschrieben und die Variablen der Nutzung von gesundheitlichen Angeboten, von Gesundheitsförderung im beruflichen Kontext, sowie physische und psychische Belastungen im Zusammenhang mit berufsbezogenen Präventionsverhalten deskriptiv ausgewertet und erläutert.

Im Anschluss erfolgt in Kapitel vier die Darstellung der Ergebnisse der einzelnen Hypothesen. Darauf aufbauend wird in Kapitel fünf die Diskussion dargelegt, welche eine Zusammenfassung der Ergebnisse und deren Interpretation vor dem theoretischen Hintergrund beinhaltet. Darüber hinaus soll auf die methodische Reflexion der Gütekriterien und kritische Bewertung der Vorgehensweise, sowie eine Einordnung in den aktuellen Forschungsstand und eine Schlussfolgerung für die Praxis dargestellt werden.

2 Theoretische Grundlagen

2.1 Physische und physische Belastungen der Gesundheit am Arbeitsplatz

Nach der Satzung der WHO ist Gesundheit „[...] a state of complete physical, mental and social well-being and not merely the absence of disease or infirmity" (1946, S. 1). Nach dieser Definition werden sowohl psychische als auch physische Aspekte berücksichtigt und Gesundheit als komplexes Konstrukt ersichtlich. Die Gesundheit wird dabei durch verschiedene Faktoren, auch durch die Teilnahme am Arbeitsleben, negativ wie positiv beeinflusst, wobei es zwischen Arbeit und Gesundheit mehrere bidirektionale Zusammenhänge gibt. Arbeit hat zum einen spezifische Auswirkungen auf die Gesundheit und zum anderen ist Gesundheit eine Voraussetzung, um arbeitsfähig zu sein. Darüber hinaus kann Arbeit auch ein Bestandteil zur Aufrechterhaltung der Gesundheit sein (Latocha, 2015, S. 30). Grundlegend ist, dass die meisten Menschen am Berufsleben teilnehmen und demnach die Belastungen, die ein Individuum am Arbeitsplatz erfährt, einen signifikanten Einfluss auf andere Bereiche des Lebens haben kann und die Arbeitsfähigkeit und -qualität beeinflusst (Riedel-Heller, Stengler & Seidler, 2012, S. 103). Arbeit kann im Zusammenhang mit gesundheitlichen Beschwerden wie Rücken oder Kopfschmerzen stehen und auf der anderen Seite zu einem positiven Wohlbefinden beitragen. Beispielsweise indem die Arbeit Möglichkeiten zur persönlichen Weiterentwicklung liefert, sowie Erfüllung und Selbstausdruck ermöglicht.

Unter Belastung „[...] sind alle diejenigen Belastungsfaktoren in der Arbeit zusammengefasst, die zunächst unabhängig von der Person existieren, im Vollzug der Arbeitstätigkeit auf sie einwirken und zur Beanspruchung führen. Die Belastung ergibt sich aus der Summe der körperlichen und / oder geistigen und / oder sozialen Anforderungen bei der Übernahme einer Arbeitsaufgabe, die unter bestimmten Arbeitsbedingungen auszuführen ist [...]" (Rudow, 2011, S. 37). Belastungen im beruflichen Umfeld sind objektive Faktoren und Größen, wie beispielsweise Umweltfaktoren (z.B. Lärm) oder Zeitdruck, monotonen und einseitigen Anforderungen, sowie Nacht- und Schichtarbeit, die auf den Arbeitnehmer einwirken und Auswirkungen in physischer und psychischer Form haben. Es wirken aber auch Mehrfachbelastungen aus Kombinationen aus körperlichen, psychischen und sozialen Belastungen auf Individuen ein (Rudow, 2011, S. 32). Dabei kann die Qualität, die Intensität und Dauer der Belastung, sowie die jeweilige individuelle Bewältigungsfähigkeit und Persönlichkeitsmerkmale einer Person die resultierende Beanspruchung beeinflussen (Rusch, 2019, S. 34). Die nachfolgende Abbildung verdeutlicht, wie Belastungen aus der Summe der körperlichen und / oder geistigen und / oder sozialen Anforderungen bei der Ausführung des Arbeitsauftrages entsteht (Rudow, 2011, S. 37).

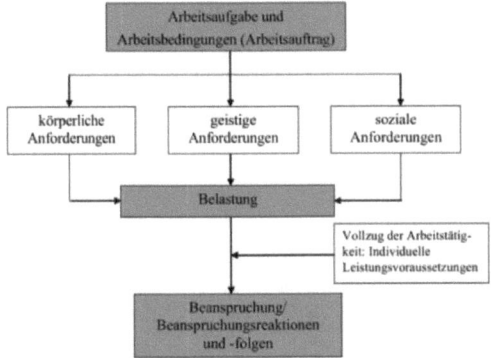

Abbildung 1: Zusammenhang von Belastung und Beanspruchung
(Quelle: Rudow, 2011, S. 38)

Das Belastungs-Beanspruchungs-Modell nach Rohmert und Rutenfranz zählt dabei zu einem der bekanntesten Modelle (Rohmert & Rutenfranz, 1975 zitiert nach Rusch, 2019, S. 33). Grundlage des Modells ist die Annahme, dass in jeder Lebenssituation eine Vielzahl von äußeren Reizen auf ein Individuum einwirkt, die in Abhängigkeit zu den individuellen Ressourcen und Bewältigungsstrategien zu Beanspruchungsfolgen führen (Rusch, 2019, S. 34). Generell sind diese Belastungen zunächst wertfrei zu verstehen, auch wenn diese im alltäglichen Sprachgebrauch oft negativ konnotiert ist. Demnach kann Belastung auch eine motivierende Komponente (z.b. Erfolgserlebnisse) beinhalten (Latocha, 2015, S. 30). Die Belastung, die negative Auswirkungen auf ein Individuum nach sich zieht, wird als Fehlbelastung bezeichnet (Rudow, 2011, S. 37). Das Belastungsempfinden wird von subjektiven Parametern beeinflusst und die Konfrontation der individuellen Leistungsvoraussetzungen ist vom jeweiligen Individuum abhängig. Die individuellen Möglichkeiten mit Belastungen umzugehen, werden unter anderem von Parametern, wie die allgemeine Gesundheit, das Alter, die Arbeitstechnik und die Konstitution auf das subjektive Empfinden des Schweregrades einer Belastung beeinflusst (Riedel-Heller, Stengler & Seidler, 2012, S. 103).

Physische Belastungen entstehen beispielsweise durch regelmäßiges Ziehen, Schieben, Tragen und Halten von Lasten (Bundesanstalt für Arbeitsschutz, 2021). Körperliche Reaktionen auf derartige Belastungen beinhaltet beispielsweise die Aktivierung der Muskeln. Treten in diesem Kontext Fehlhaltungen (z.B. die falsche Belastung der Wirbelsäule) auf, kann daraus eine Fehlbelastung resultieren, die zu verschiedenen Formen von Rückenproblemen führen kann. Die physischen Belastungen sind konzeptuell von den psychischen Belastungen zu unterscheiden. Die DIN EN ISO 10075-1 definiert psychische Belastungen wie folgt: Psychische Belastungen sind „[...] die Gesamtheit aller erfassbaren Einflüsse, die von außen auf den Menschen zukommen und psychisch auf ihn einwirken" (Bundesanstalt für Arbeitsschutz, 2010, S. 9). Dabei spielen emotionale, kognitive und soziale Belastungen zunehmend eine Bedeutung in der Arbeitswelt, die durch Veränderungen der Arbeitsinhalte und Arbeitstätigkeiten ausgefüllt werden. Wenn Arbeitnehmer unter anderem die Arbeitslast als bewältigbar einschätzen, Wahlmöglichkeiten, Kontrolle, Anerkennung und als sinnvoll und wertegeleitet erachten, kann daraus Engagement entstehen, das die psychische Gesundheit fördert. Wohingegen z.B. Überlastung, Autonomiemangel, Unfairness und Wertekonflikte zu „[...] Konstellationen, wie das Burnout-Syndrom oder manifeste psychische Störungen [...]" führen (Riedel-Heller, Stengler & Seidler, 2012, S. 104). Der Gesundheitsreport der DAK verzeichnet 2021 mit 276 Fehltagen je 100 Versicherten einen neuen Höchststand durch psychische Erkrankungen. Seit 2011, also innerhalb von 10 Jahren, zeigt sich damit ein Anstieg von 41% an Fehltagen (DAK, 2022).

Fehlen Ressourcen oder sind sie zu gering ausgeprägt, „[...] so können die psychischen (Fehl-)Belastungen negative Beanspruchungsreaktionen und -folgen mit Gesundheitsstörungen oder gar Erkrankungen hervorrufen" (Rudow, 2011, S. 38). Zu den Ressourcen zählen sowohl intrinsische (wie Persönlichkeitsmerkmale und Werte) und extrinsische (wie soziale Unterstützung) (Uhle & Treier, 2019, S. 146 – 148). Die nachfolgende Abbildung verdeutlicht die Verbindung von psychischer Belastung und der psychischen Beanspruchung in Verbindung mit den individuellen Möglichkeiten mit Belastungen umzugehen.

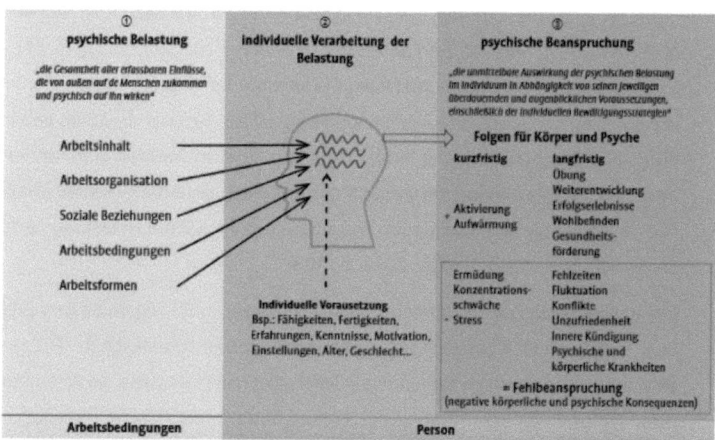

Abbildung 2: Zusammenhang psychischer Belastung und psychischer Beanspruchung (Quelle: Bundesministerium für Arbeit, 2017, S. 9)

Zusammenfassend wird jegliche Belastung, die auf eine Person einwirkt, individuell ein-geschätzt und entweder als motivierend oder gefährdend gewertet, was sich wiederum negativ oder positiv auf die Gesundheit und somit auf die Leistungsfähigkeit auswirkt.

2.2 Branchenunterschiede in Bezug auf Belastungen

Sowohl physische als auch psychische Belastungen beeinträchtigen in abträglicher Form die Leistungsfähigkeit, die Gesundheit, die Motivation und das Wohlbefinden der arbeitenden Person. Tätigkeitsfelder haben sich unter anderem durch die Digitalisierung in den letzten Jahren maßgeblich verändert. Büroarbeit ist zu einer der häufigsten For-men der Erwerbsarbeit geworden und stellt neue Arten von Belastung für Individuen dar. Dabei sind entsprechend der branchen-, berufs- bzw. tätigkeitsspezifischen Anforderun-gen die Belastungsfaktoren zu betrachten (Rudow, 2011, S. 32). Die unterschiedlichen Arbeitsfaktoren in verschiedenen Branchen führen zu Unterschieden in den Belastun-gen, die auf Mitarbeiter einwirken. Physische (Fehl-)Belastungen sind eher in der Land-wirtschaft oder beispielsweise im Handwerk zu finden, wohingegen psychische (Fehl-) Belastungen eher im Gesundheitswesen und in den Bereichen von Transport, Logistik und Lagerhaltung zu finden sind. Dies ist beispielsweise anhand von Fehltagen pro Jahr durch verschiedene Studien von Krankenkassen nachgewiesen worden (Scharnhorst, 2019, S. 42).

2.3 Berufsbezogenes Präventionsverhalten und Arbeitsschutz

Traditionelle Arbeits- und Gesundheits-Schutzmaßnahmen lassen sich neben dem be-trieblichen Eingliederungsmanagement und der betrieblichen Gesundheitsförderung ein-gliedern. Dies stellt den Kernbereich des betrieblichen Gesundheitsmanagement dar (Holzträger, 2012, S. 23). Betriebliches Gesundheitsmanagement (BGM) ist definiert als „Systematische, sowie nachhaltige Schaffung und Gestaltung von gesundheitsförderli-chen Strukturen und Prozessen einschließlich der Befähigung der Organisationsmitglie-der zu einem eigenverantwortlichen gesundheitsbewussten Verhalten." (Kaminski, 2013, S. 25). Ziel, der in diese Bereiche fallenden Maßnahmen, ist die Reduzierung von ge-sundheitlichen Belastungen (sowohl physischer als auch physischer Natur) und die Ver-größerung von gesundheitlichen Ressourcen für Mitarbeiter im Unternehmen. Dadurch sollen Fehlbelastungen so beseitigt bzw. zumindest vermindert werden, dass der

13

Mitarbeiter diese ohne gesundheitliche Schäden bewältigen kann. Hierbei werden auch die Maßnahmen in Form von beispielsweise einem Eingliederungsmanagement, um Rückfälle zu vermeiden, berücksichtigt (Uhle & Treier, 2015, S. 40 – 55, 315; Schurr, 2011, S. 61).

Dazu zählt auch der Arbeitsschutz zu dem Unternehmen gesetzlich verpflichtet sind. Nach dem Arbeitsschutzgesetz ist der Arbeitsschutz „[…] so zu gestalten, dass eine Gefährdung für das Leben, sowie die physische und die psychische Gesundheit möglichst vermieden und die verbleibende Gefährdung möglichst geringgehalten wird" (§4 Arb-SchG Abs. 1). Arbeitsschutz umfasst unter anderem Maßnahmen die Gestaltung einer sicheren Arbeitsstätte (Arbeitsplatzgestaltung), Lärmschutz, Geräte- und Produktsicherheit, den Umgang mit Gefahrenstoffen und generell die Gesundheitserhaltung während der Arbeit. Darüber hinaus gehören Gefährdungsbeurteilungen von Arbeitsplätzen, Brandschutz, erste Hilfe, sowie die entsprechenden Unterweisungen (Schurr, 2011, S. 61). Ziel ist es, Beschäftigte vor Gefahren und gesundheitlichen Schaden zu bewahren (Stöcker & Schlumberger, 2017, S. 1). In Abgrenzung zum Arbeitsschutz fokussiert sich die betriebliche Gesundheitsförderung auf „[…] die Förderung der physischen und psychosozialen Gesundheit der Beschäftigten […]" (Holzträger, 2012, S. 24). Mitarbeiter übernehmen dabei einen aktiven Part in der Gestaltung ihrer Gesundheits- und Krankheitsprozesse ein.

Innerhalb der Entwicklung von Maßnahmen des betrieblichen Gesundheitsmanagements sollte eine Vielzahl an Personen, wie Personalverantwortliche, den Betriebsarzt, Betriebs- und Personalräte, Arbeitssicherheitsexperten und Mitarbeiter eingebunden werden. Dabei können verschiedene Maßnahmen und Instrumente miteinander verbunden werden, wie beispielsweise:

- Gesundheit als integrativer Bestandteil der Unternehmenspolitik, -philosophie und -kultur
- Fehlzeitenmanagement und Fehlzeitenanalyse
- Gesundheitscoaching (z.B. in Bezug auf positive Gesundheitsverwaltung, wie gesunde Ernährung)
- Suchtaufklärung und -beratung
- Konfliktmanagement, Mediation und Beratung
- Altersgerechte und situationsgerechte Arbeitsplatzgestaltung z.B. durch Job-Rotation, Job-Engagement und Job-Enrichment
- Betriebliches Eingliederungsmanagement (Gimbel & Lang, 2018, S. 180; Müller, 2020, S. 74; Uhle & Treier, 2015, S. 35 – 37)

Die Maßnahmen lassen sich dabei in Verhältnisprävention, welche sich auf Arbeitssysteme und Personengruppen beziehen, und die Individualprävention (Verhaltensprävention), die auf die Verhaltensänderung bei einzelnen Individuen abzielt. Prävention ist die Verhütung oder Früherkennung und Frühbehandlung von Gesundheitsstörungen bzw. Erkrankungen oder die Einschränkung von Folgeschäden von Erkrankungen (Rudow, 2011, S. 220). Zur Verhältnisprävention zählen unter anderem Maßnahmen zum Belastungsabbau, regelmäßige Pausen und die Erhöhung des Handlungs- und Kontrollspielraumes. Zur Individualprävention gehören u.a. der Einsatz von Stressmanagement und Entspannungsübungen, Qualifizierungen und Trainings (Riedel-Heller, Stengler & Seidel, 2012, S. 104). Diese Maßnahmen hängen von Parametern wie Branche, Mitarbeiterzahl, körperlichen vs. psychischen Tätigkeiten ab. Durch neue technologiegestützte Ansätze gibt es neue Möglichkeiten, Maßnahmen und Instrumente, wie Coaching- und Gesundheitsplattformen sowie Apps. Grundlegendes Ziel der betrieblichen Gesundheitsförderung ist die Prävention, inkl. der Reduzierung der Gesundheitsbelastung der Mitarbeiter im Betrieb und die Stärkung der persönlichen Ressourcen, sowie die der Eigenverantwortung von Mitarbeitern die Gesundheit zu erhalten (Scherbaum, 2019, S: 65, 66; Wieland, 2008, S. 5).

Die wirtschaftlichen Effekte eines erfolgreichen Gesundheitsmanagements sind zum einen die Reduktion von krankheitsbedingten und unfallbedingten Fehlzeiten, die Verbesserung der Produktion, Qualität, Flexibilität und der Innovationsfähigkeit, sowie einer geringeren Fluktuation von Mitarbeitern (Rudow, 2011, S. 32; Nerdinger, Blickle & Schaper, 2014, S. 533). Neben den rechtlichen Vorgaben und Verpflichtungen wird, auch durch den Wandel der Arbeitswelt, inklusive des Fachkräftemangels, der Notwendigkeit die Employability einer alternden Belegschaft bei sinkenden Geburtenraten zu erhalten, sowie die Arbeitgeberattraktivität in Bezug auf das Personalmarketing zu fördern, Gesundheitsmanagement für alle Bereich im Unternehmen immer wichtiger (Knöll & Lugbauer, 2020, S. 46).

2.4 Zusammenfassung und Ableitung der Fragestellungen

Zusammenfassend lässt sich festhalten, dass die Berufstätigkeit zu einem Risikofaktor für die Gesundheit werden kann. Die Beschwerden, die in Zusammenhang mit Arbeit auftreten reichen von physischen Problematiken, wie beispielsweise Rückenschmerzen bis zu psychischen Beeinträchtigungen, wie Erschöpfung oder Schlafproblemen. Der Bereich des betrieblichen Gesundheitsmanagements und der betrieblichen

Gesundheitsförderung umfasst ein weiteres Handlungsfeld. Innerhalb dieses Feldes haben Unternehmen viele Gestaltungsmöglichkeiten an Maßnahmen, um den Gesundheitszustand ihrer Mitarbeiter langfristig zu verbessern.

Die Beanspruchung und die daraus resultierende Belastung könnte sich nicht nur nach den individuellen Unterschieden, sondern auch je nach Berufsbild und Branche unterscheiden. Dies empirisch zu prüfen ist eines der Ziele dieser Arbeit. Daraus lässt sich folgende Forschungsfrage ableiten:

Frage 1: Lassen sich signifikante Unterschiede zwischen den Branchengruppen Landwirtschaft, Produktion, Dienstleistungen und nicht eindeutig zuordenbar hinsichtlich der physischen und psychischen Belastungen feststellen?

Woraus sich folgende Hypothesen ableiten lassen:

H 0 (1) Zwischen den Branchengruppen (Landwirtschaft, Produktion und Dienstleistungen, nicht eindeutig zuordenbar) lassen sich in Bezug auf physische Belastungen keine signifikanten Unterschiede beobachten

H 1 (1) Zwischen den Branchengruppen (Landwirtschaft, Produktion und Dienstleistungen, nicht eindeutig zuordenbar) lassen sich in Bezug auf physische Belastungen signifikanten Unterschiede beobachten

H0 (2) Zwischen den Branchengruppen (Landwirtschaft, Produktion und Dienstleistungen, nicht eindeutig zuordenbar) lassen sich in Bezug auf psychischen Belastungen keine signifikanten Unterschiede beobachten

H 1 (2) Zwischen den Branchengruppen (Landwirtschaft, Produktion und Dienstleistungen, nicht eindeutig zuordenbar) lassen sich in Bezug auf psychischen Belastungen signifikanten Unterschiede beobachten

Dabei soll bei allen Fragestellungen nicht die Alternativhypothese (H1) untersucht werden, sondern die entsprechende Null-Hypothese (H0). Grundlegend dafür ist, dass eine Hypothese mit einem bestätigten Befund, zwar unterstützt doch nicht bewiesen werden kann, aber ein einziges gegenteiliges Ergebnis zur Wiederlegung einer Hypothese ausreicht. Sollte dabei die Null-Hypothese falsifiziert werden kann die Gegenmaßnahme angenommen werden (Popper, 1994).

In Kapitel 2.3 wurden kurz die Vorteile eines strukturierten Gesundheitsmanagements für Unternehmen dargestellt. Daraus lässt sich die Fragestellung ableiten, ob dadurch eine Vorhersage des Gesundheitsverhaltens mittels verschiedener Variablen getroffen werden kann. Hieraus ergeben sich die beiden folgenden Fragestellungen:

Frage 2: Inwieweit unterscheiden sich berufsbedingte gesundheitliche Beschwerden in Abgängigkeit, ob (3) innerbetriebliche Aktivitäten der Gesundheitsförderung angeboten werden und (4) das Angebot der Gesundheitsförderung in den letzten 12 Monaten genutzt wurde?

H0 (3) Berufsbedingte gesundheitliche Beschwerden unterscheiden sich nicht in Abhängigkeit davon, ob Arbeitgeber innerbetriebliche Maßnahmen der betrieblichen Gesundheitsförderung anbieten.

H1 (3) Berufsbedingte gesundheitliche Beschwerden unterscheiden sich in Abhängigkeit davon, ob Arbeitgeber innerbetriebliche Maßnahmen der betrieblichen Gesundheitsförderung anbieten.

H0 (4) Berufsbedingte gesundheitliche Beschwerden unterscheiden sich nicht in Abhängigkeit davon, ob innerhalb der letzten 12 Monate vom Arbeitgeber angebotene innerbetriebliche Maßnahmen der betrieblichen Gesundheitsförderung genutzt wurden.

H0 (4) Berufsbedingte gesundheitliche Beschwerden unterscheiden sich in Abhängigkeit davon, ob innerhalb der letzten 12 Monate vom Arbeitgeber angebotene innerbetriebliche Maßnahmen der betrieblichen Gesundheitsförderung genutzt wurden.

Des Weiteren soll folgende Fragestellung geklärt werden.

Frage 3: Inwiefern hängen physische und psychische Belastungen damit zusammen, in welchem Umfang Mitarbeiter berufsbezogenes Präventionsverhalten wahrnehmen?

H 0 (5) Physische Belastungen stehen in keinem Zusammenhang, wie sehr Mitarbeiter berufsbezogenes Präventionsverhalten durchführen.

H 1 (5) Physische Belastungen stehen in Zusammenhang, wie sehr Mitarbeiter berufsbezogenes Präventionsverhalten durchführen.

H 0 (6) Psychische Belastungen stehen in keinem Zusammenhang, wie sehr Mitarbeiter berufsbezogenes Präventionsverhalten durchführen.

H 1 (6) Psychische Belastungen stehen in Zusammenhang, wie sehr Mitarbeiter berufsbezogenes Präventionsverhalten durchführen.

3   Methodik

Im nachfolgenden Kapitel soll die empirische Analyse des Datensatzes dargestellt werden. Dazu soll zuerst die Beschreibung der Stichprobe erfolgen und die methodischen
statistischen Grundlagen der Datenanalyse dargestellt werden. Im Anschluss werden
inferenzstatistische Verfahren für die Auswertung der Ergebnisse erläutert und dargestellt, welche Methoden für die Beantwortung der Fragestellung am besten geeignet
sind. Zur Bearbeitung und Analyse wird die Statistik- und Analysesoftware SPSS der
Firma IBM eingesetzt.

3.1   Charakterisierung des Analysematerials

Das in dieser Arbeit genutzte Datenmaterial entstammt einer standardisierten Telefon-
befragung von abhängig Beschäftigten. Die Befragung wurde im Rahmen der von 2013
bis 2018 laufenden zweiten Strategieperiode der Gemeinsamen Deutschen Arbeits-
schutzstrategie (GDA) durch TNS Infratest Sozialforschung durchgeführt. Auftraggeber
der Studie waren die in der Nationalen Arbeitsschutzkonferenz (NAK) vertretenden In-
stitutionen (Bund, Länder und Unfallversicherungsträger). Die Befragung wurden von
Juni bis September 2015 durchgeführt und 2018 durch GESIS Daten Archive publiziert.
Sabine Sommer und Britta Schmitt-Howe von der Geschäftsstelle der Nationalen Arbeitsschutzkonferenz bei der Bundesanstalt für Arbeitsschutz und Arbeitsmedizin
(BAuA) sind dabei die Primärforscherinnen (Sleik et al., 2012, S, 4; Sommer & Schmitt-
Howe, 2018).

Die Studie umfasst zwei Befragungsgruppen: Die Betriebsbefragung und die Beschäftigtenbefragung. Wobei die Betriebsbefragung sich an Vertreter/-innen von Betrieben
richtete und die Beschäftigungsbefragung an deutschsprechende Arbeitnehmer ab 15
Jahren in Haushalten mit Festnetzanschluss. Für diese Arbeit werden nur die Daten der
Beschäftigungsbefragung herangezogen. Diese erhebt Indikatoren zu Arbeitsschutz-
maßnahmen aus deren Sicht sowie zusätzliche Informationen zu deren Verhalten. Darüber hinaus liefert die Befragung Indikatoren zur Messung verschiedener Gefährdungen
und Belastungen am Arbeitsplatz. Das Ziel der Studie sind Ergebnisse, die eine Verbesserung der Zusammenarbeit der verschiedenen Träger im deutschen Arbeitsschutzsys-
tem bewirken soll (Sleik et al., 2012, S. 4).

3.2 Beschreibung der Stichprobe

Die Basis zur Beantwortung wissenschaftlicher Fragestellung sind meist empirisch erworbene Daten. Der dieser Aufgabenstellung zugrunde gelegte Datensatz stammt aus einer Befragung von 5000 in Deutschland beschäftigten Personen. Die Auswahl der Teilnehmer erfolgte randomisiert, indem der Infratest-Telefon-Master-Sample (ITMS) eingesetzt wird. Ein Verfahren, dessen Grundlage eine Rufnummer-Stammliste der Bundesnetzagentur ist, und von Telefonverzeichnissen zufällig Telefonnummern ausgewählt werden. Im Anschluss wurden innerhalb der so ermittelten Haushalte in einem im Vorfeld festgelegten Zufalls-Auswahlschlüssen eine Zielperson ausgewählt.

An der Befragung haben insgesamt 2914 (58,3%) Frauen und 2086 (41,7%) Männer teilgenommen. Wobei alle Partizipierenden erwerbstätig sind (impliziert sind dabei: Arbeitnehmer, Angestellte, Mini-Jobber, sowie Beamte). Beim Alter der Teilnehmer wurden Extremwerte und unrealistische Werte ausgeschlossen (15 Personen machten keine Angaben zu ihrem Alter), demnach waren der jüngste Teilnehmer 15 Jahre und der Älteste 80 Jahre alt. Der Durchschnitt der Befragten liegt bei 47,24 Jahren (arithmetisches Mittel). Wobei ersichtlich wird, dass die Altersverteilung eine Rechtschiefe aufweist, da ca. 2/3 der Befragten älter als 43 Jahre alt waren. Dabei ist zu berücksichtigen, dass jüngere Arbeitnehmer in aller Regel körperlich belastbarer sind als Ältere.

3.3 Operationalisierung der Variablen

Um die für diese Arbeit formulierten Hypothesen zu überprüfen, wurden sieben Variablen identifiziert. Um signifikanten Unterschieden zwischen den Branchengruppen „Landwirtschaft und Produktivität", „Dienstleistungen" und „nicht eindeutig zuordenbar" hinsichtlich der physischen und psychischen Belastungen zu ermitteln werden die Variablen „W15sek2", sowie „phys" und „psych" untersucht. Bei der Beantwortung der Fragestellung zwei, der Fragestellung nach den Unterschieden in Bezug auf gesundheitliche Beschwerden je nach und Nutzung von Angeboten des Gesundheitsförderung werden die Variablen „W15A800", „W15A600c" und „W15602" untersucht. Frage drei, dem Zusammenhang zwischen Präventionsverhalten und physischen sowie psychischen Belastungen werden die Variablen „Verhalten", „phys" und „psych" untersucht.

Die genannten Variablen sind im Datensatz bereits definiert. Im Rahmen der Operationalisierung sollen vereinzelt Änderungen vorgenommen werden. Wobei die Variablen „phys" und „psych" aus den Mittelwerten anderer Variablen gebildet wurden, die verschieden spezifische Belastungen messen: „*W15A212b*" – „*W15A212e*" bei „*phys*" und „*W15A212f*" – „*W15A212h*" bei „*psych*". Im Fragebogen sind 8 Antwortmöglichkeiten pro Frage gegeben (1 fast immer bis 4 fast nie, 8 weiß nicht und 9 keine Angabe). Die Angabe „weiß nicht" und „keine Angabe" werden im Rahmen dieser Arbeit als „fehlend" definiert, um eine Verzehrung von Lage-, Häufigkeits- und Streuungsparameter zu verhindern.

		Statistiken						
		Belastung: Arbeitsumgeb ung	Belastung: Schwere körperliche Belastungen	Belastung: Umgang mit Maschinen und Arbeitsgeräte	Belastung: Umgang mit Gefahr- oder Biostoffen	Belastung: Umgang mit schwierigen Personengru ppen	Belastung: Zeitdruck oder organisatoris ch bedingte Probleme	Belastung: soziale Beziehungen
N	Gültig	4979	4991	4982	4984	4990	4982	4987
	Fehlend	21	9	18	16	10	18	13
Mittelwert		2,85	3,05	3,42	3,55	2,76	2,46	3,08
Median		3,00	3,00	4,00	4,00	3,00	2,00	3,00
Std.-Abweichung		1,061	1,072	,906	,805	,977	,949	,806
Minimum		1	1	1	1	1	1	1
Maximum		4	4	4	4	4	4	4

Tabelle 1: Verteilung der Variablen "*W15A212b*" - *W15A212h*" nach der Definition der fehlenden Werte
(Quelle: Auswertung SPSS)

Ähnlich verhält es sich bei der Variablen „*W15A800*", deren Antwortmöglichkeiten von „1 – fast immer bis 4 – fast nie, sowie aus den Antwortmöglichkeiten „7 – nicht sicher ob arbeitsbedingt", „8 weiß nicht" und „9 – keine Angabe" bestehen. Die letzten drei Auswahlmöglichkeiten wurden als fehlende Werte definiert. Die Variable wurde als ordinalskaliert definiert, da sich die Antwortoptionen 1 bis 4 in eine logische Rangreihe bringen lassen.

Das Merkmal „*Verhalten*" wurde aus dem Mittelwert der Variablen „*W15A700a*" bis „*W15A700d*" gebildet. Auch hier wurden die Antwortmöglichkeiten im Fragebogen acht und neun als fehlend definiert. Darüber hinaus wurden keine weiteren Variablen verändert.

3.4 Vorgehen der systemgestützten Datenanalyse

3.4.1 Varianzanalyse

Um die Hypothesen H 1 & 2, der ersten Fragestellung zu überprüfen wurden beide unabhängig voneinander statistisch geprüft, indem jeweils eine Analyse der branchenab-
hängigen Unterschiede innerhalb der verschiedenen Branchengruppen (*„Landwirtschaft
und Produktion"*, *„Dienstleistungen"* und *„nicht eindeutig zuordenbar"*) hinsichtlich der
physischen (1) und der psychischen (2) Belastungen durchgeführt wurde. Die ange-
wandten Testverfahren sind zwei univariate Varianzanalysen, da jeweils nur eine abhängige Variable (physische bzw. psychische Belastung) untersucht wurde. Nur mit der Varianzanalyse können die Unterschiede zwischen mehr als zwei Gruppen berechnet werden, was im Falle der Fragestellung von Nöten ist, da die unabhängige Variable
„W15sek2" mit den Branchengruppen *„Landwirtschaft und Produktion"*, *„Dienstleistungen"* und *„nicht eindeutig zuordenbar"* aus drei Gruppen besteht.

Zusätzlich sind die weiteren Voraussetzungen für dieses Testverfahren gegeben: abhängige Variable ist metrisch, die abhängige Variable ist normal verteilt und Varianzen
der untersuchten Gruppen sind gleich. Die Varianzanalyse untersucht dabei die Wirkung
einer oder mehrerer unabhängiger Variablen auf eine oder mehrere abhängiger Variablen, wobei Rückschlüsse auf die Grundgesamtheit gezogen werden können (Pospeschill, 2006, S. 259). Bei der Varianzanalyse nur, ob signifikante Unterschiede vorliegen.
Die Durchführung eines Post-hoc-Test kann analysieren zwischen welchen Gruppen der
signifikante Unterschied vorliegt, da die Varianzanalyse nur prüft, ob signifikante Unterschiede vorliegen (Backhaus et al., 2021, S. 182 – 192). Bei den metrischen abhängigen
Variablen *„phys"* und *„psych"* kann auf die Überprüfung der Normalverteilung verzichtet
werden, da beide Variablen weit über 30 liegt (Rasch et al, 2010). Die Homogenität der
Variablen wird im Rahmen der Varianzanalyse mit dem Levene-Test geprüft. Wenn sich
die Varianzen signifikant unterscheiden, werden die korrigierten Werte der Welch-Korrektur angewendet.

Die Varianzanalyse wird im SPSS mit der Befehlsabfolge: „Analysieren – Mittelwerte
vergleichen – einfaktorielle Varianzanalyse" durchgeführt

3.4.2 Mann-Whitney-U-Test

Zur Prüfung der Hypothesen H 3 & 4 der zweiten Frage wird der Mann-Whitney-U-Test verwendet. Das von Henry Mann und Donald Whitney vorgestellte Testverfahren handelt es sich um ein nichtparametrisches, das nicht an die Normalverteilung geknüpft ist. Dieser Test „[…] dient dem Vergleich der zentralen Tendenz zweier Teilstichproben in einem ordinalskalierten Merkmal" (Leonhard, 2017, S. 244). Wobei die Voraussetzung ist, dass zwei unabhängige Stichproben mit einem ordinalskalierten Merkmal vorliegen (Cleff, 2018, S. 181). Dieser Test kann außerdem bei metrisch skalierten Variablen angewandt werden, wenn diese nicht normalverteilt sind (Bortz & Schuster, 2010, S. 130 – 131).

Die abhängige Variable „W15A800" (berufsbedingte gesundheitliche Beschwerden) wurde im Rahmen dieser Arbeit als ordinalskaliert definiert, da dies den Merkmalsausprägungen am ehesten entspricht. Die Variable „W15A600c", ob innerbetriebliche Aktivitäten der Gesundheitsförderung angeboten werden oder nicht, ist nominalskaliert. Wobei dafür die Werte „weiß nicht" und „keine Angaben" exkludiert werden müssen. Ähnlich verhält es sich bei der Variablen „W15A602", ob Angebote der Gesundheitsförderung in den letzten 12 Monaten genutzt wurden. Hier wurde die Antwortmöglichkeit „teils / teils" als fehlender Wert deklariert, da explizit die beiden Gruppen mit oder ohne Nutzung des Angebotes der betrieblichen Gesundheitsförderung untersucht werden sollte. Dementsprechend wird auch bei der Analyse dieser Fragestellung der U-Test angewendet.

Der U-Test wird mit der Befehlsabfolge: „Analysieren – nicht parametrische Tests – klassische Dialogfelder – zwei unabhängige Stichproben" initiiert.

3.4.3 Pearson Korrelation

Die Hypothesen der dritten Fragestellung H 5 & 6 wurden mit einer Korrelationsanalyse nach Pearson getestet. Mit der Pearson Korrelation kann der statische Zusammenhang metrischer Variablen geprüft werden. Wobei keine Aussagen über eine Kausalität des Zusammenhangs gemacht werden, sondern lediglich der ungerichtete lineare Zusammenhang zweier Variablen untersucht wird (ungerichtet bedeutet, dass beide Variablen gemeinsam variieren). Der Korrelationskoeffizient beschreibt dabei lediglich, dass die geprüften Variablen einen mathematischen Zusammenhang aufweisen, indem die Stärke einer linearen Beziehung zwischen den verschiedenen Variablen bestimmt wird (Bortz & Schuster, 2010, S. 156 – 159; Cleff, 2015, S. 98). Neben der Voraussetzung, dass die Variablen metrisch skaliert sind, muss ein linearer Zusammenhang zwischen den Variablen vorliegen. Dabei steigt die Zuverlässigkeit der Ergebnisse, wenn die Verteilungen keine extremen Schwankungen aufweisen und eine bivariate Normalverteilung vorliegt. Die zu prüfenden Variablen müssen dabei nicht zwingend normalverteilt sein. Stattdessen müssen für jeden Wert der einen Variable die Werte der anderen Variablen normalverteilt sein, was in der Praxis oftmals schwer zu prüfen ist (Bortz & Schuster, 2010, S. 159).

Deswegen soll für diese Arbeit der zentrale Grenzwertsatz herangezogen werden. Dieser „[...] besagt, dass die Verteilung von Mittelwerten aus Stichproben des Umfanges n, die einer beliebig verteilten Grundgesamtheit entnommen werden, einer Normalverteilung entspricht – vorausgesetzt, n ist genügend groß (mindestens ≥ 30)" (Döring & Bortz, 2016, S. 644). Bei den zu prüfenden Variablen liegt n weit über 30, weswegen davon ausgegangen wird, dass eine bivariate Normalverteilung vorliegt.

Die Befehlsabfolge wird mit „Analysieren – Korrelation – Bivariat" gestartet.

23

4 Ergebnisse

4.1 Fragestellung 1: Varianzanalyse

Die erste Fragestellung und die daraus abgeleiteten Hypothesen beziehen sich auf die physischen Belastungen (1) bzw. die psychischen Belastungen (2) und ob sich in den Branchengruppen „Landwirtschaft und Produktion", „Dienstleistungen" sowie „nicht eindeutig zuordenbar" signifikante Unterschiede ermitteln lassen.

Die Variable „W15sek2", beschreibt die Branchenzugehörigkeit (n=5000, kein fehlender Wert), wobei sich die Branchengruppen innerhalb der Variablen wie folgt verteilen:

		Häufigkeit	Prozent	Gültige Prozente
Gültig	nicht eindeutig zuordenbar	138	2,8	2,8
	Landwirtschaft und Produktion	1338	26,8	26,8
	Dienstleistungen	3524	70,5	70,5
	Gesamt	5000	100,0	100,0

Tabelle 2: Verteilung der Branchengruppen („W15sek2")
(Quelle: Ausgabe SPSS)

Ergebnisse zur Hypothese H 1

Die Variable „phys" ergibt sich aus den Mittelwerten der Variablen „W15A212b" bis „W15A212e". Wobei die Variable Auskunft gibt in welchem Umfang Arbeitnehmer verschiedene Formen körperlicher Belastung erfahren. Wie anschließend auch bei der Variablen „psych" wurden die Angaben „weiß nicht" (8) und „keine Angabe" (9) als fehlende Werte deklariert und nicht weiter in der Analyse berücksichtig. Bei der Interpretation der Mittelwerte der Branchengruppen (siehe nachfolgende Abbildungen) ist zu beachten, dass aufgrund der Kodierung der Ausprägung ein hoher Mittelwert ein niedriges Niveau der körperlichen Belastung darstellt.

ONEWAY deskriptive Statistiken

physische Belastungen - Mittelwert aus W15A212b,W15A212c,W15A212d,W15A212e

	N	Mittelwert	Std.-Abweichung	Std.-Fehler	95%-Konfidenzintervall für den Mittelwert		Minimum	Maximum
					Untergrenze	Obergrenze		
nicht eindeutig zuordenbar	137	3,3607	,64653	,05524	3,2515	3,4699	1,50	4,00
Landwirtschaft und Produktion	1338	2,9354	,84014	,02297	2,8904	2,9805	1,00	4,00
Dienstleistungen	3521	3,3152	,64955	,01095	3,2938	3,3367	1,00	4,00
Gesamt	4996	3,2148	,72543	,01026	3,1946	3,2349	1,00	4,00

Tabelle 3: Physische Belastung in Relation zur Branchengruppe
(Quelle: Ausgabe SPSS)

Ergebnisse zur Hypothese H 2

Die Variable Psychische Belastung „psych" ergibt sich aus den Mittelwerten der Variablen „W15A212f" bis „W15A212h". Grundlegend war die Fragestellung in welchem Umfang Arbeitnehmer psychische Belastungen erleben (z.B. durch Arbeit unter hohem Zeit-
oder Leistungsdruck). Die Berechnung erfolgte analog zum Vorgehen der Variable
„phys" Analyse, wobei ebenso die gleichen Antwortmöglichkeiten zur Verfügung standen
und dieselben fehlenden Werte definiert und aus der Analyse ausgeschlossen wurden.
Im Ergebnis (siehe Tabelle 4) spiegelt auch hier ein hoher Mittelwert eine geringe psychische Belastung wider, während ein niedriger Wert eine hohe Belastung darstellt.

ONEWAY deskriptive Statistiken

psychische Belastungen - Mittelwert aus W15A212f,W15A212g,W15A212h

	N	Mittelwert	Std.-Abweichung	Std.-Fehler	95%-Konfidenzintervall für den Mittelwert		Minimum	Maximum
					Untergrenze	Obergrenze		
nicht eindeutig zuordenbar	137	2,8808	,74808	,06391	2,7544	3,0072	1,00	4,00
Landwirtschaft und Produktion	1338	2,9507	,66702	,01824	2,9149	2,9864	1,00	4,00
Dienstleistungen	3524	2,6913	,72437	,01220	2,6674	2,7152	1,00	4,00
Gesamt	4999	2,7659	,71940	,01017	2,7460	2,7859	1,00	4,00

Tabelle 4: Psychische Belastung in Relation zur Branchengruppe
(Quelle: Ausgabe SPSS)

Sowohl in Bezug auf die Variable „psych" und die „phys" wird deutlich, dass signifikante
Unterschiede zwischen den Branchengruppen festzustellen sind. Darüber hinaus treten
die psychischen Belastungen im größeren Umfang auf.

Prüfung der Hypothesen

Zur Testung der Varianzhomogenität wird der Levene-Test durchgeführt (Ergebnis siehe nachfolgende Tabelle). Auf die Überprüfung der Normalverteilung z.B. durch den Kolmogrow-Smirnow-Test, wird, wie in Kapitel 3.5 beschrieben, aufgrund des Umgangs der Arbeit verzichtet werden, da von der Unempfindlichkeit der einfaktoriellen Varianzanalyse gegenüber Verstößen ausgegangen wird (Janssen & Laatz, 2017, S. 345 - 364).

		Levene-Statistik	df1	df2	Sig.
physische Belastungen – Mittelwert aus W15A212b,W15A212c, W15A212d,W15A212e	Basiert auf dem Mittelwert	101,306	2	4993	<,001
	Basiert auf dem Median	88,294	2	4993	<,001
	Basierend auf dem Median und mit angepaßten df	88,294	2	4976,606	<,001
	Basiert auf dem getrimmten Mittel	96,428	2	4993	<,001
psychische Belastungen – Mittelwert aus W15A212f,W15A212g, W15A212h	Basiert auf dem Mittelwert	6,740	2	4996	,001
	Basiert auf dem Median	7,030	2	4996	<,001
	Basierend auf dem Median und mit angepaßten df	7,030	2	4980,248	<,001
	Basiert auf dem getrimmten Mittel	8,118	2	4996	<,001

Tabelle 5: Test auf Varianzhomogenität der Variablen *"phys"* bzw. *"psych"* und *"W15sek2"*

(Quelle: Auswertung SPSS)

Die Ergebnisse des Levene-Tests sind signifikant, womit keine Varianzhomogenität angenommen werden kann (phys 0 $p < ,001$ & psych $= p = ,001$). Für das weitere Vorgehen soll die Welch-Korrektur angewandt werden, wobei mittels der robusten Werte Varianzheterogenität errechnet werden könnte. Die Welch-Korrektur der Variablen „phys" und „W15sek2" zeigt eine Abweichung von 113.339 ($p < ,001$), was bedeutet das signifikante Unterschiede zwischen mindestens zwei der untersuchten Branchengruppen bestehen. Bei den Variablen „psych" und „W15sek2" eine Abweichung von 71,160 ($p < ,001$). Somit werden jeweils die H0 1 & 2 verworfen und die H1 1 & 2 angenommen.

Um zu differenzieren zwischen welchen Gruppen Unterschiede bestehen, wurden diese paarweise mittels zwei Post-hoc-Testverfahren (Bonferroni und Games-Howell) verglichen:

			Mittelwert-differenz (I-J)	Std.-Fehler	Sig.	95% Konfidenzintervall Untergrenze	Obergrenze
Bonferroni	nicht eindeutig zuordenbar	Landwirtschaft und Produktion	,42529'	,06329	<,001	,2737	,5769
		Dienstleistungen	,04548	,06144	1,000	-,1017	,1926
	Landwirtschaft und Produktion	nicht eindeutig zuordenbar	-,42529'	,06329	<,001	-,5769	-,2737
		Dienstleistungen	-,37981'	,02266	<,001	-,4341	-,3255
	Dienstleistungen	nicht eindeutig zuordenbar	-,04548	,06144	1,000	-,1926	,1017
		Landwirtschaft und Produktion	,37981'	,02266	<,001	,3255	,4341
Games-Howell	nicht eindeutig zuordenbar	Landwirtschaft und Produktion	,42529'	,05982	<,001	,2840	,5666
		Dienstleistungen	,04548	,05631	,699	-,0879	,1788
	Landwirtschaft und Produktion	nicht eindeutig zuordenbar	-,42529'	,05982	<,001	-,5666	-,2840
		Dienstleistungen	-,37981'	,02544	<,001	-,4395	-,3201
	Dienstleistungen	nicht eindeutig zuordenbar	-,04548	,05631	,699	-,1788	,0879
		Landwirtschaft und Produktion	,37981'	,02544	<,001	,3201	,4395

*. Die Mittelwertdifferenz ist in Stufe 0.05 signifikant

Tabelle 6: Post-hoc-Test nach Bonferroni und Games.Howell der Variablen *"phys"* und *"W15sek2"*

(Quelle: Auswertung SPSS)

Das Ergebnis der beiden Testverfahren für die Variablen „phys" und „W15sek2" (Tabelle oben) zeigt die gleichen Mittelwertdifferenzen mit leicht unterschiedlichen p-Werten. Dabei wird ersichtlich, dass es bei beiden Testverfahren signifikante Unterschiede zwischen den Branchengruppen „nicht eindeutig zuordenbar" und „Landwirtschaft und Produktion" sowie zwischen den beiden Gruppen „Dienstleistungen" und „Landwirtschaft und Produktion" gibt Daraus ergibt sich beispielsweise der Rückschluss, dass die physischen Belastungen in der Branche „Landwirtschaft und Produktion" höher sind als in der Gruppe „nicht eindeutig zuordenbar".

Ähnlich fällt das Testverfahren „psych" und „W15sek2" aus. Es werden in beiden Testverfahren signifikante Unterschiede zwischen den Branchengruppen „nicht eindeutig zuordenbar" und „Dienstleistungen" sowie zwischen den Branchengruppen „Dienstleistungen" und „Landwirtschaft und Produktion" ersichtlich (siehe nachfolgende Tabelle).

				Std.-Fehler	Sig.	95% Konfidenzintervall Untergrenze	Obergrenze
Bonferroni	nicht eindeutig zuordenbar	Landwirtschaft und Produktion	-,06989	,06370	,818	-,2224	,0827
		Dienstleistungen	,18947	,06184	,007	,0414	,3376
	Landwirtschaft und Produktion	nicht eindeutig zuordenbar	,06989	,06370	,818	-,0827	,2224
		Dienstleistungen	,25937	,02280	<,001	,2048	,3140
	Dienstleistungen	nicht eindeutig zuordenbar	-,18947	,06184	,007	-,3376	-,0414
		Landwirtschaft und Produktion	-,25937	,02280	<,001	-,3140	-,2048
Games-Howell	nicht eindeutig zuordenbar	Landwirtschaft und Produktion	-,06989	,06646	,546	-,2271	,0873
		Dienstleistungen	,18947	,06507	,012	,0354	,3435
	Landwirtschaft und Produktion	nicht eindeutig zuordenbar	,06989	,06646	,546	-,0873	,2271
		Dienstleistungen	,25937	,02194	<,001	,2079	,3108
	Dienstleistungen	nicht eindeutig zuordenbar	-,18947	,06507	,012	-,3435	-,0354
		Landwirtschaft und Produktion	-,25937	,02194	<,001	-,3108	-,2079

*. Die Mittelwertdifferenz ist in Stufe 0.05 signifikant

Tabelle 7: Post-hoch-Test nach Bonferroni und Games-Howell der Variablen *"psych"* und *"W15sek2"*

(Quelle: Auswertung SPSS)

4.2 Fragestellung 2: Mann-Whitney-U-Test

Ergebnisse zur Hypothese H 3

Um die Unterschiede in der Häufigkeit der gesundheitlichen Beschwerden in Abhängigkeit zu dem vorhandenen bzw. nicht vorhandenen Angeboten der innerbetrieblichen Gesundheitsförderung zu ermitteln (Hypothese H 3), wurde der Mann Whitney-U-Test angewendet. Für die Variable der berufsbedingten gesundheitlichen Beschwerden

„*W15A800*" wurden die Befragungsteilnehmer gebeten anzugeben, wie oft sie gesundheitliche Beschwerden haben, die sie ganz oder teilweise auf Ihre Arbeitsbedingungen zurückführen. Die nachfolgende Tabelle zeigt die Häufigkeiten der Antworten innerhalb der Variablen, wobei 5% der Befragten angeben, dass sie fast immer gesundheitliche Beschwerden haben, die auf die Arbeitsleistung zurückzuführen sind und 36.6% dies als eher selten einstuften.

Häufigkeit gesundheitliche Beschwerden

		Häufigkeit	Prozent	Gültige Prozente	Kumulierte Prozente
Gültig	Fast immer	250	5,0	5,0	5,0
	Eher häufig	985	19,7	19,7	24,7
	Eher selten	1830	36,6	36,6	61,3
	Fast nie	1871	37,4	37,4	98,7
	Nicht sicher ob arbeitsbedingt	26	,5	,5	99,2
	Weiß nicht	22	,4	,4	99,7
	Keine Angabe	16	,3	,3	100,0
	Gesamt	5000	100,0	100,0	

Tabelle 8: Häufigkeit gesundheitlicher Beschwerden
(Quelle: Auszug aus dem SPSS)

Die Variable der innerbetrieblichen Aktivitäten der Gesundheitsförderung „*W15A600C*" erfasst, ob das jeweilige Unternehmen Aktivitäten zur betrieblichen Gesundheitsförderung angeboten hatte. Dabei handelt es sich um eine nominalskalierte Variable mit den Antwortmöglichkeiten ja (1) und nein (2), sowie die für diese Analyse ausgeschlossene Antwortmöglichkeiten. Die Angaben „nicht sicher ob arbeitsbedingt" (7), „Weiß nicht" (8) und „keine Angabe" (9). wurden als fehlende Werte deklariert und in der weiteren Analyse nicht weiter berücksichtigt. Grund ist, zur Beantwortung der Fragestellung sollen nur die Antworten betrachtet werden, wo sich die Beschwerden eindeutig auf die Arbeit zurückführen lassen (*„berufsbedingte gesundheitliche Beschwerden"*).

Die nachfolgende Tabelle zeigt die berufsbedingten gesundheitlichen Beschwerden „*W15A800*" in Abhängigkeit davon, ob innerbetriebliche Aktivitäten der Gesundheitsförderung „*W15A600c*" angeboten wurden. Die justierten mittleren Ränge sind bei der Gruppe mit innerbetrieblichen Aktivitäten zur Gesundheitsförderung höher als bei der Gruppe ohne innerbetriebliche Aktivitäten.

Gesundheitsförderung: Innerbetriebliche Aktivitäten	N	Mittlerer Rang	Rangsumme
Häufigkeit gesundheitliche Beschwerden — Ja	1695	2603,49	4412907,50
Nein	3209	2372,75	7614152,50
Gesamt	4904		

Tabelle 9: Mann-Whitney-U-Test für die Variablen „W15A600C" und „W15A800"
(Quelle: Ausgabe SPSS)

Mann-Whitney-U-Test	2463707,50
Wilcoxon-W	7614152,50
Z	-5,763
Asymp. Sig. (2-seitig)	<,001

Tabelle 10: Teststatistiken des U-Test für die Variablen "W15A600C" und "W15A800"
(Quelle: Ausgabe SPSS)

Das Ergebnis zeigt deutlich, dass sich die mittleren Ränge der Variablen deutlich unterscheiden. Die Teststatistik zeigte einen z-Wert von -5,763 (p < ,001), was bedeutet, dass signifikante Unterschiede zwischen den beiden Gruppen angenommen werden können, womit die Nullhypothese abgelehnt und die Alternativhypothese angenommen wird.

Daraus lässt sich ableiten, dass die Befragten ohne innerbetriebliche Aktivtäten häufiger von gesundheitlichen Beschwerden betroffen sind als Befragte mit innerbetrieblicher Gesundheitsförderung.

Ergebnisse zur Hypothese H 4

Um die Unterschiede in der Häufigkeit der gesundheitlichen Beschwerden und der Nutzung bzw. nicht Nutzung von Angeboten der betrieblichen Gesundheitsförderung innerhalb der letzten zwölf Monaten „W15A602" zu ermitteln, wurde ebenfalls der Mann-Whitney-U-Test angewandt.

Die Antwortmöglichkeiten Ja (1) und Nein (2) wurden für die nachfolgend dargestellte Analyse genutzt, die Antwortmöglichkeiten Teils/Teils (3), sowie „weiß nicht" (8) und „keine Angabe" (9) wurden ausgeschlossen. Grundlage ist Fragestellung, die explizite klären soll, ob sich Unterschiede in den Gruppen mit oder ohne Nutzung des Angebotes der betrieblichen Gesundheitsförderung ergeben.

Nutzung Angebot Gesundheitsförderung in den letzten 12 Monaten		N	Mittlerer Rang	Rangsumme
Häufigkeit gesundheitliche Beschwerden	Ja	1524	1696,77	2585872,50
	Nein	1909	1733,15	3308588,50
	Gesamt	3433		

Tabelle 11: Mann-Whitney-U-Test für die Variablen „W15A602" und „W15A800"
(Quelle: Ausgabe SPSS)

Mann-Whitney-U	1423822,500
Wilcoxon-W	2585872,500
Z	-1,141
Asymptotische Signifikanz (2-seitig)	,254

Tabelle 12: Teststatistiken des U-Test für die Variablen "W15A602" und "W15A800"
(Quelle: Ausgabe SPSS)

Es wird dabei deutlich, dass sich die mittleren Ränge der Variablen kaum unterscheiden. Die Teststatistik zeigt einen z-Wert von -1,141 (p = ,254). Damit können keine signifikanten Unterschiede zwischen den Gruppen angenommen werden. Auf die Errechnung der Effektstärke wird verzichtet, da keine signifikanten Effekte vorliegen.

4.3 Fragestellung 3: Pearson Korrelation

Durch die Regressionsanalyse soll untersucht werden, inwieweit physische (5) und psychische (6) Belastungen damit zusammenhängen, wie sehr Mitarbeiter berufsbezogenes Präventionsverhalten durchführen („Verhalten").

Analyse der abhängige Variable „phys":

Die Analyse der Pearson-Korrelation erfolgte einseitig aufgrund der Annahme, dass der Zusammenhang gerichtet ist, indem ein erhöhtes Maß an Präventionsverhalten, die physische Belastung senkt.

Korrelationen

		physische Belastungen - Mittelwert aus W15A212b, W15A212c, W15A212d, W15A212e	berufsbezoge nes Präventionsve rhalten - Mittelwert aus W15A700a bis d
physische Belastungen - Mittelwert aus W15A212b, W15A212c,W15A212d, W15A212e	Korrelation nach Pearson	1	,122**
	Signifikanz (1-seitig)		,000
	N	4996	4986
berufsbezogenes Präventionsverhalten - Mittelwert aus W15A700a bis d	Korrelation nach Pearson	,122**	1
	Signifikanz (1-seitig)	,000	
	N	4986	4989

**. Die Korrelation ist auf dem Niveau von 0,01 (1-seitig) signifikant.

Tabelle 13: Pearson-Korrelation der Variablen *"phys"* und *"Verhalten"*
(Quelle: Ausgabe SPSS)

Die Analyse ergab einen signifikanten positiven Zusammenhang (R = ,122) zwischen den Variablen. Demnach wir die Nullhypothese H0 (5) verworfen und die Alternativ- Hypothese H1 (5) angenommen haben.

Analyse der abhängigen Variablen „psych":

Nachfolgende Tabelle zeigt den Zusammenhang zwischen den berufsbedingten Präventionsverhalten und den psychischen Belastungen. Wie zuvor bei „phys" erfolgte die Testung einseitig. Der Zusammenhang zwischen den Variablen ist nicht signifikant (r = -,011 / p = ,216). Daher kann die Nullhypothese H0 (6) nicht verworfen werden und wird angenommen.

Korrelationen

		berufsbezoge nes Präventionsve rhalten - Mittelwert aus W15A700a bis d	psychische Belastungen - Mittelwert aus W15A212f, W15A212g, W15A212h
berufsbezogenes Präventionsverhalten - Mittelwert aus W15A700a bis d	Korrelation nach Pearson	1	-,011
	Signifikanz (1-seitig)		,216
	N	4989	4989
psychische Belastungen - Mittelwert aus W15A212f,W15A212g, W15A212h	Korrelation nach Pearson	-,011	1
	Signifikanz (1-seitig)	,216	
	N	4989	4999

Tabelle 14: Pearson-Korrelation der Variablen "psych" und "Verhalten"

(Quelle: Ausgabe SPSS)

5   Diskussion

5.1   Interpretation der Ergebnisse

Im Rahmen dieser Arbeit wurden insgesamt sechs Hypothesen untersucht. Die Überprüfung der Hypothese zur Fragestellung 1: Lassen sich zwischen den Branchengruppen in Bezug auf die physische Belastung signifikante Unterschiede ermitteln? Die Untersuchung ergab, dass signifikante Unterschiede zwischen den Branchengruppen „Landwirtschaft und Produktion", „Dienstleistungen" sowie „nicht eindeutig zuordenbar" bestehen. Auf dessen Grundlage wird die Nullhypothese H0 (1) abgelehnt und die Alternativhypothese H1 (1) angenommen. Bei Betrachtung der in diesen Branchen ausgeführten Tätigkeiten werden die Unterschiede ersichtlich, wobei dies grundlegend, auch in Verbindung mit der in Kapitel zwei dargestellten Theorie u.a., wie folgt sich erklären lässt: in landwirtschaftlichen und produzierenden Betrieben wird körperlich gearbeitet, die Arbeit in Dienstleistungsbetrieben ist eher im Büro anzusiedeln. Weswegen auch in der Branchengruppe „Landwirtschaft und Produktion" die physische Belastung höher ist. Die Gruppe „nicht eindeutig zuordenbar" ist nahezu identisch, wie die Branche der „Dienstleistungen" in Bezug auf die Lage- und Streuungsparameter. Aufgrund der mangelnden Definitionen der Berufsbilder der Gruppe „nicht eindeutig zuordenbar" ist dabei eine adäquate Interpretation nicht möglich.

In Bezug auf die Fragestellung nach den psychischen Belastungen wurde die gleiche Verfahrensweise, wie zuvor bei den physischen Belastungen, eingesetzt. Dabei wurde ebenfalls die Nullhypothese H0 (2) abgelehnt und die Alternativhypothese H1 (2) angenommen. Signifikante Unterschiede wurde zwischen allen drei Branchengruppen ermittelt. Wobei signifikante Unterschiede zwischen den Branchengruppen „Landwirtschaft und Produktion" und „Dienstleistungen" sowie bei der Gruppe „Dienstleistungen" und „nicht eindeutig zuordenbar" ermittelt wurden. Die Branchengruppe der Dienstleistungen weist die signifikant höheren Belastungen auf, wobei der Mittelwert in der Gruppe „nicht eindeutig zuordenbar" (mit 2,88) höher war als der Mittelwert der Dienstleistungsbranche (2,69). Dabei sind auch bei den psychischen Belastungen keine adäquaten Interpretationen der „nicht eindeutig zuordenbaren" Gruppe möglich.

Die Fragestellung 2: Inwieweit unterscheiden sich berufsbedingte gesundheitliche Beschwerden in Abgängigkeit, ob (3) innerbetriebliche Aktivitäten der Gesundheitsförderung angeboten werden und (4) das Angebot der Gesundheitsförderung in den letzten 12 Monaten genutzt wurde?

Die Hypothesen H3 und H4 wurden mithilfe eines U-Test getestet, da die abhängige Variable als ordinalskaliert operationalisiert wurde und die zugrundeliegende Stichprobe nicht normalverteilt ist. Die Ergebnisse verdeutlichen einen signifikanten Unterschied zwischen den Medianen derjenigen Arbeitnehmer, denen gesundheitsfördernde Maßnahmen angeboten werden und denen, die keinen Zugang haben. Weswegen H1 (3) angenommen wurde, die besagt, dass ein Unterschied zwischen den Gruppen besteht, obwohl die Effektstärken von $r = ,08$ als gering betrachtet werden können. Woraus zwar auf die Wirksamkeit von BGM-Maßnahmen in Organisationen geschlossen werden kann, aber weswegen die Ergebnisse kritisch zu bewerten sind.

Dabei ist zu beachten, dass in der Befragung die berufsbedingten Beschwerden nicht weiter spezifiziert wurden und nur die Häufigkeit des Auftretens befragt wurde. Woraus sich die Fragestellung ableiten lässt, ob die Befragten kausale Zusammenhänge bilden konnten und möglicherweise den Einfluss von berufsbedingten (Fehl-)Belastungen fehlerhaft eingeschätzt hatten. Um aussagekräftigere Daten zu erhalten, wäre es von Interesse eine Erhebung durchzuführen, in der berufsbedingte Beschwerden differenzierter betrachtet werden oder eine Korrelations- und Regressionsanalyse zwischen Belastungen und Krankenbildern.

In Bezug auf die Fragestellung (H4), ob berufsbedingte gesundheitliche Beschwerden sich unterscheiden in Abhängigkeit davon, ob innerhalb der letzten 12 Monate vom Arbeitgeber angebotene innerbetriebliche Maßnahmen der betrieblichen Gesundheitsförderung genutzt wurden. Es konnten dabei keine signifikanten Unterschiede festgestellt werden, weshalb angenommen wird, dass die gesundheitlichen Beschwerden sich nicht in Abhängigkeit davon unterscheiden, ob innerhalb der letzten 12 Monate vom Arbeitgeber angebotene innerbetriebliche Maßnahmen der betrieblichen Gesundheitsförderung genutzt wurden H0 (4). Innerhalb der Stichprobe gab es eine größere Menge fehlender Antworten. Darüber hinaus kann, wie bei der vorherigen Hypothese angenommen werden, dass arbeitsbedingte Einflussfaktoren von den Befragten falsch eingeschätzt wurden. Gerade bei den psychischen (Fehl-)Belastungen ist anzunehmen, dass eine Trennung zwischen privaten und beruflichen Ressourcen und Belastungen für die Befragten schwer einzugrenzen ist. Eine klarere Definition der gesundheitlichen Beschwerden und der berufsbedingten Belastungen bzw. Ressourcen könnte zu aussagekräftigeren Daten führen.

Zusammenhänge zwischen dem Gesundheitsverhalten und den physischen Belastungen (H5) wurde mittels einer Pearson-Korrelation untersucht, wobei ein signifikanter linearer Zusammenhang zwischen den Variablen ermittelt wurde. Durch die Falsifizierung von H0 (5) kann H1 (5) angenommen werden. Was bedeutet, dass das Gesundheitsverhalten signifikanten Einfluss auf die physischen Belastungen haben. Trotz dieses signifikanten Zusammenhangs muss beachtet werden, dass dieser gering ausfällt. Unter Einbeziehung der im Theorieteil dargestellten Belastungs-Beanspruchungsmodell erscheint dies logisch. Arbeitsbezogene Belastungen lassen sich nicht vollständig dezimieren (beispielsweise das Heben von schweren Gegenständen in der Landwirtschaft), weswegen ein wichtiger Aspekt das Schaffen von körperlichen Ressourcen ist, um (Fehl-)Belastungen zu minimieren.

Innerhalb der Hypothese 6 wurde die psychische Belastung im Zusammenhang mit Gesundheitsverhalten untersucht. Aufgrund der nichtsignifikanten Ergebnisse kann in Bezug auf die psychischen Belastungen die H0 (6) angenommen werden. Wobei demnach davon ausgegangen werden kann, dass kein Zusammenhang zwischen dem Präventionsverhalten und den psychischen Belastungen besteht.

Dabei muss die Definition von Präventionsverhalten im Fragebogen beachtet werden. Im Fragebogen beziehen sich die Fragen hauptsächlich auf den Arbeitsschutz und Arbeitssicherheit und weniger auf Maßnahmen der Gesundheitsförderung. Allerdings ist gerade im Hinblick auf psychische Belastungen der Aufbau von Ressourcen und Bewältigungsstrategien entscheidend um (Fehl-)Belastungen vorzubeugen. Im Fragebogen wurde Gesundheitsverhalten nicht näher betrachtet, sondern lediglich die Häufigkeit der erlebten Belastungen vor allem in Bezug zu Arbeitsschutz erhoben, was erklären könnte, dass keine Korrelation hergestellt werden konnte. Weiterführende Forschungsansatz wäre beispielsweise die Einbeziehung weiterer abhängiger Variablen.

5.2 Kritische Bewertung des Vorgehens – Gütekriterien

Die Objektivität, die Reliabilität und die Validität zählen in der Literatur zu den wichtigsten Gütekriterien. Die Objektivität verlang, „[...] dass die Falsifikation einer Theorie in intersubjektiv nachvollziehbarer Weise anhand von Daten und Argumenten erfolgen soll, so dass das Ergebnis der Theorieprüfung von den Einstellungen, Werten und Vorurteilen der einzelnen Forschenden gegenüber dem Forschungsgegenstand unabhängig ist" (Döring & Bortz, 2016, S. 46). Wobei in diesem Zusammenhang zwischen Durchführungs-, Auswertungs- und Interpretationsobjektivität unterschieden werden muss (Krebs & Menold, 2014, S. 490).

Die Durchführungsobjektivität wurde durch die Standardisierung des Fragebogens unterstützt und die Auswertungsobjektivität wird durch eine sorgfältige Dokumentation der Datenaufbereitung und anerkannter statistischer Verfahren gewährleistet. Die

Interpretationsobjektivität kann nie gänzlich sichergestellt werden, da Interpretationen subjektiven Bewertungen unterliegen (Krebs & Menold, 2014, S. 490).

Die Reliabilität bezeichnet das „Ausmaß", in dem wiederholte Messungen eines Einstellungsobjekts zu gleichen Werten führen" (Krebs & Menold, 2014, S. 491). Zur Bestimmung der Reliabilität wird oftmals die Berechnung des Cronbachs-Alpha-Koeffizienten verwendet. Wenn die zu bestimmenden Werte über dem Schwellenwert liegen, kann die Reliabilität als gegeben angesehen werden (Bortz & Döring, 2016, S. 443). Innerhalb dieser Arbeit wurde die Reliabilität aus Gründen des Umfangs außer Acht gelassen.

Die Validität beschreibt das Ausmaß „[...] in dem ein Messinstrument das Phänomen misst, das gemessen werden soll" (Krebs & Menold, 2014, S. 496). In dieser Hausarbeit ist es aufgrund des Umganges nicht durchführbar die Validierung des Messinstrumentes zu prüfen. Aufgrund der zu erwartenden Professionalität der Studie, soll hierbei davon ausgegangen werden, dass die Validität eingehalten wurde.

5.3 Schlussfolgerungen für die Praxis und Ausblick

Die Arbeitswelt verändert sich aufgrund von Einflüssen, wie beispielsweise des demografischen Wandels, der Globalisierung und Entwicklungen im Bereich der Informations-Technologie, stetig. Diese Einflüsse verändern auch die Arbeitsbedingungen und somit die Belastungen, welchen Arbeitnehmer ausgesetzt sind. Wie im Theorieteil dieser Arbeit dargestellt, ist Belastung nicht per se als negativ einzustufen, allerdings verlagert und verändert sich die Intensität und die Art der Belastung. Um Gesundheitsbeeinträchtigungen (sowohl physischer als auch psychischer Natur) zu vermeiden oder abzumildern werden zukünftig einzelne Branchen unterschiedlich agieren müssen. Weitere Daten für unterschiedliche Branchen werden ausgewertet werden müssen, um den Arbeitsschutz und die gesundheitsfördernden Maßnahmen in Unternehmen zu überprüfen oder ergänzen zu können, um die Arbeitnehmer vor aktuellen Überbelastungen zu schützen.

In dieser Arbeit konnten signifikante Unterschiede hinsichtlich der psychischen und physischen Belastung in Abhängigkeit von Branchenzugehörigkeit ermittelt werden. Dies verdeutlicht die Relevanz sich, mit einer adäquaten Analyse vor dem Implementieren von zielgruppenspezifischen und auf Branchen und Mitarbeiterkreise abgestimmte Maßnahmen im Rahmen eines betrieblichen Gesundheitsmanagements, auseinanderzusetzen. In Bezug auf die Fragestellung, inwieweit unterscheiden sich berufsbedingte gesundheitliche Beschwerden in Abgängigkeit, ob innerbetriebliche Aktivitäten der Gesundheitsförderung angeboten werden und das Angebot der Gesundheitsförderung in den letzten 12 Monaten genutzt wurden, waren die Effekte eher schwach nachzuweisen und die Hypothese, dass die Mitarbeiter, die das Angebot in den vergangenen Monaten genutzt haben, weniger gesundheitliche Beschwerden haben, nicht bestätigt werden. Hier wäre eine weiterführende Forschung von Interesse. Im Fragebogen wurden die berufsbedingten gesundheitlichen Beschwerden, sowie mögliche gesundheitsfördernde Maßnahmen und die Häufigkeit der Wahrnehmung nicht näher definiert. Die Konstrukte, berufsbedingte gesundheitliche Beschwerden und Gesundheit förderliche Maßnahmen hinsichtlich der Dimensionen differenzierter zu operationalisieren und die Nutzung der Angebote (in Art und Häufigkeit) zu spezifizieren, würde eine differenziertere Betrachtungsweise erlauben. Eine weitere vertiefende wissenschaftliche Auseinandersetzung wäre auch in Bezug auf den Zusammenhang von Gesundheitsverhalten und Belastungen (sowohl physischer als auch psychischer) angebracht, um belastbarere Aussagen zu erhalten.

Zusammenfassend lässt sich festhalten, dass in dieser Arbeit die Maßnahmen und deren Wirksamkeit auf den Arbeits- und Gesundheitsschutz teilweise bestätigt werden konnten. Um abschließende Aussagen treffen zu können ist diese Arbeit allerdings zu oberflächlich angesetzt.

Literaturverzeichnis

Backhaus, K.; Erichson, B.; Gensler, S.; Weiber, R. & Weiber, T. (2021). *Multivariate Analysemethoden - Eine anwendungsorientierte Einführung*. Wiesbaden: Springer Gabler.

Bortz, J. & Döring, N. (2016). *Forschungsmethoden und Evaluation in den Sozial- und Humanwissenschaften*. (5. Aufl.). Berlin, Heidelberg: Springer-Verlag.

Bundesanstalt für Arbeitsschutz und Arbeitsmedizin (BAuA) (2021). *Handbuch Gefährdungsbeurteilung. Teil 2: Gefährdungsfaktoren*. (1. Aufl.). Dortmund: Bundesanstalt für Arbeitsschutz und Arbeitsmedizin.

Bundesanstalt für Arbeitsschutz und Arbeitsmedizin (BAuA) (2010). *Psychische Belastung und Beanspruchung im Berufsleben: Erkennen – Gestalten*. Abgerufen am 18.06.2022 verfügbar unter https://www.baua.de/DE/Angebote/Publikationen/Praxis/A45.pdf?__blob=publicationFile

Bundesministerium für Arbeit und Soziales (2017). *Psychische Arbeitsbelastung und Gesundheit*. Abgerufen am 18.06.2022. Verfügbar unter https://www.gda-psyche.de/SharedDocs/Publikationen/DE/psychische-arbeitsbelastung-und-gesundheit.pdf?__blob=publicationFile&v=4

Cleff, T. (2019). *Angewandte Induktive Statistik und Statistische Testverfahren. Eine computergestützte Einführung mit Excel, SPSS und Stata*. Wiesbaden: Springer Fachmedien.

Constitution of the World Health Organization (1946). Abgerufen am 04.02.2022 Verfügbar unter couv arabe.indd (who.int)

DAK (2022). *DAK-Psychoreport 2022: Neuer Höchststand bei Fehltagen durch psychische Erkrankungen in 2021* Abgerufen am 03.06.2022 Verfügbar unter https://www.dak.de/dak/bundesthemen/psychreport-2022-2533048.html#/

Döring, N., & Bortz, J. (2016). Datenanalyse. In N. Döring &J. Bortz (Hrsg.), *Forschungsmethoden und Evaluation in den Sozial- und Humanwissenschaften* (S. 597-784). Berlin, Heidelberg: Springer.

Gimbel, B. & Lang, S. (2018). Gesundheitskompetenz als Schlüsselqualifikation der Zukunft bei der Personalentwicklung. In M. A. Pfannstiel & H. Mehlich (Hrsg.). *BGM–Ein Erfolgsfaktor für Unternehmen* (S. 179-202). Wiesbaden. Springer- Verlag.

Holzträger, D. (2012). *Gesundheitsförderliche Mitarbeiterführung. Gestaltung von Maßnahmen der Betrieblichen Gesundheitsförderung für Führungskräfte*. (1st ed.) Augsburg: Rainer Hampp Verlag.

Janssen, J. & Laatz, W. (2017). *Statistische Datenanalyse mit SPSS*. Berlin/Heidelberg: Springer Gabler.

Kaminski, M. (2013). *Betriebliches Gesundheitsmanagement für die Praxis: ein Leitfaden zur systematischen Umsetzung der DIN SPEC 91020*. Wiesbaden: Springer-Verlag.

Krebs, D. & Menold, N. (2014). Gütekriterien quantitativer Sozialforschung. In N. Baur, & J. Blasius, *Handbuch Methoden der empirischen Sozialforschung* (S. 489-505). Wiesbaden: Springer VS.

Knöll, K. & Lugbauer, P. (2020). Arbeitsschutz, Arbeitsmedizin und Gefährdungsbeurteilung – Zukunftsorientierte Ausrichtung im Unternehmen. In M. Simmel & W. Graßl (Hrsg.). *Betriebliches Gesundheitsmanagement mit System* (S. 67-75). Wiesbaden: Springer-Verlag.

Latocha, K. (2014). *Verbesserung der psychischen Gesundheit am Arbeitsplatz. Evaluation eines arbeitspsychologischen Gesundheitsförderungsprogramms.* Wiesbaden: Springer-Verlag.

Leonhart, R. (2017). *Lehrbuch Statistik. Einstieg und Vertiefung.* (4., überarb. & erw. Aufl.). Bern: Hogrefe Verlag.

Müller, A. (2020). Die Sozialversicherungsträger und ihr gesetzlicher Auftrag. In M. Simmel & W. Graßl (Hrsg.). *Betriebliches Gesundheitsmanagement mit System* (S. 67-75). Wiesbaden: Springer-Verlag.

Pospeschill, M. (2006). *Statistische Methoden, Strukturen, Grundlagen, Anwendungen in Psychologie und Sozialwissenschaften.* (1. Aufl.). München: Spektrum Akademischer Verlag

Popper, K. R. (1994). *Die Logik der Forschung* (10. Aufl.). Tübingen: Akademie Verlag.

Platon, Timaios, *Platon`s sämtliche Werke* (1959). Übers. von.Müller, H. Band 6. Rowohlt-Taschenbuch Verlag.

Rasch, B.; Hofmann, W.; Friese, M. & Naumann, E. (2010). *Quantitative Methoden. Einführung in die Statistik.* (3. Aufl.). Heidelberg: Springer Verlag.

Riedel-Heller, S.; Stengler, K. & Seidler, A. (2012). Mental Health and Work. In: *Psychische Gesundheit und Arbeit.* Georg Thieme Verlag, Stuttgart, 39(03): 103 – 105.

Rohmert, W. & Rutenfranz, J. (1975). *Arbeitswissenschaftliche Beurteilung der Belastung und Beanspruchung an unterschiedlichen industriellen Arbeitsplätzen.* Der Bundesminister für Arbeit und Sozialordnung, Referat Öffentlichkeitsarbeit, Bonn.

Rudow, B. (2011). *Die gesunde Arbeit. Arbeitsgestaltung, Arbeitsorganisation und Personalführung.* (2., vollständig überarbeitete Aufl.). München: Oldenbourg Verlag.

Rusch, S. (2019). *Stressmanagement. Ein Arbeitsbuch für die Aus-, Fort- und Weiterbildung.* (2. Aufl.). Wiesbaden: Springer-Verlag.

Scharnhorst, J. (2019). *Psychische Belastungen am Arbeitsplatz vermeiden, Burnoutprävention und Förderung von Resilienz in Unternehmen.* Freiburg, München, Stuttgart: Erich Schmidt Verlag.

Scherbaum, M. (2019). *Gesundheit für alle – Revolution der betrieblichen Gesundheitsversorgung.* (1st ed.) (Fit for Future).

Schurr, M. (2011). *Mustermappe Arbeitsschutz im Büro. (1.* Aufl.). München: Haufe-Lexware GmbH & Co. KG (Haufe-Praxisratgeber), abgerufen am 05.06.2022 unter https://www.wisonet.de/document/HAUF,AHAU,VHA _9783448101300332

Sleik, K.; Baier, E.; Künzel, S. & Riedmann, A. (2015). *GDA Dachevaluation - Betriebs-und Beschäftigtenbefragung 2015. Methodenbericht.* München: TNS Deutschland GmbH, TNS Infratest Sozialforschung.

Sommer, S. & Schmitt-Howe, B. (2018). *Betriebs- und Beschäftigtenbefragung 2015 im Rahmen der Dachevaluation der Gemeinsamen Deutschen Arbeits-schutzstrategie (GDA) - Strategieperiode II.* GESIS Datenarchiv, Köln. ZA6759 Datenfile Version 1.0.0, doi: https://doi.org/10.4232/1.12653.

Stöcker, W. & Schlumberger, W. (2017). Arbeitsschutz. In: A. M. Gressner und T. Arndt (Herg.): *Lexikon der Medizinischen Laboratoriumsdiagnostik. Living reference work, continuously updated edition.* Berlin, Heidelberg: Springer (Springer Reference Medizin).

Uhle, T. & Treier, M. (2011). *Betriebliches Gesundheitsmanagement. Gesundheitsförderung in der Arbeitswelt – Mitarbeiter einbinden, Prozesse gestalten, Erfolge messen* (3. überarb. & erw. Aufl.). Berlin, Heidelberg: Springer Berlin Heidelberg. doi: 10.1007/978-3-662-46724-4.

Wieland, R. (2008). *Rückengesundheit–Rückhalt für Arbeit und Alltag.* In: Barmer Gesundheitsreport. Abgerufen am 18.06.2022 Verfügbar unter https://www.barmer.de/resource/blob/1022806/6dd4cc42fd1d4acc9aa9d8201bec2b75/barmer-gek-gesundheitsreport-2010-teil1-data

BEI GRIN MACHT SICH IHR WISSEN BEZAHLT

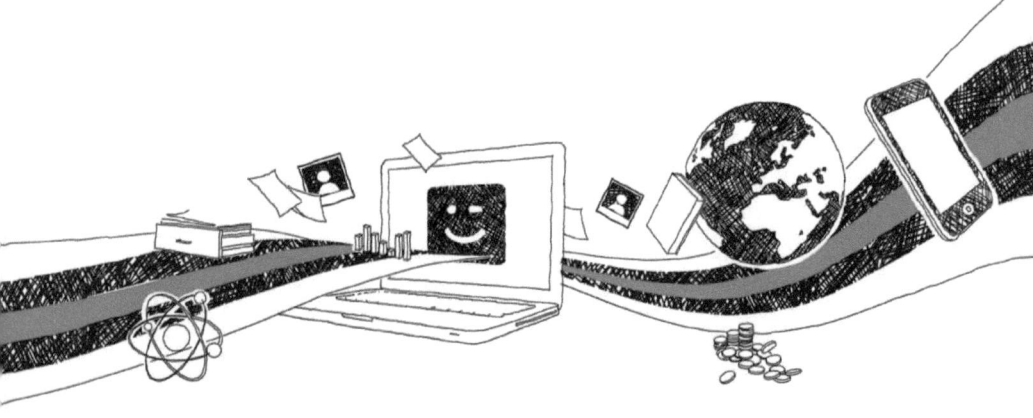

- Wir veröffentlichen Ihre Hausarbeit,
  Bachelor- und Masterarbeit

- Ihr eigenes eBook und Buch -
  weltweit in allen wichtigen Shops

- Verdienen Sie an jedem Verkauf

Jetzt bei www.GRIN.com hochladen und kostenlos publizieren

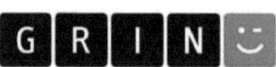